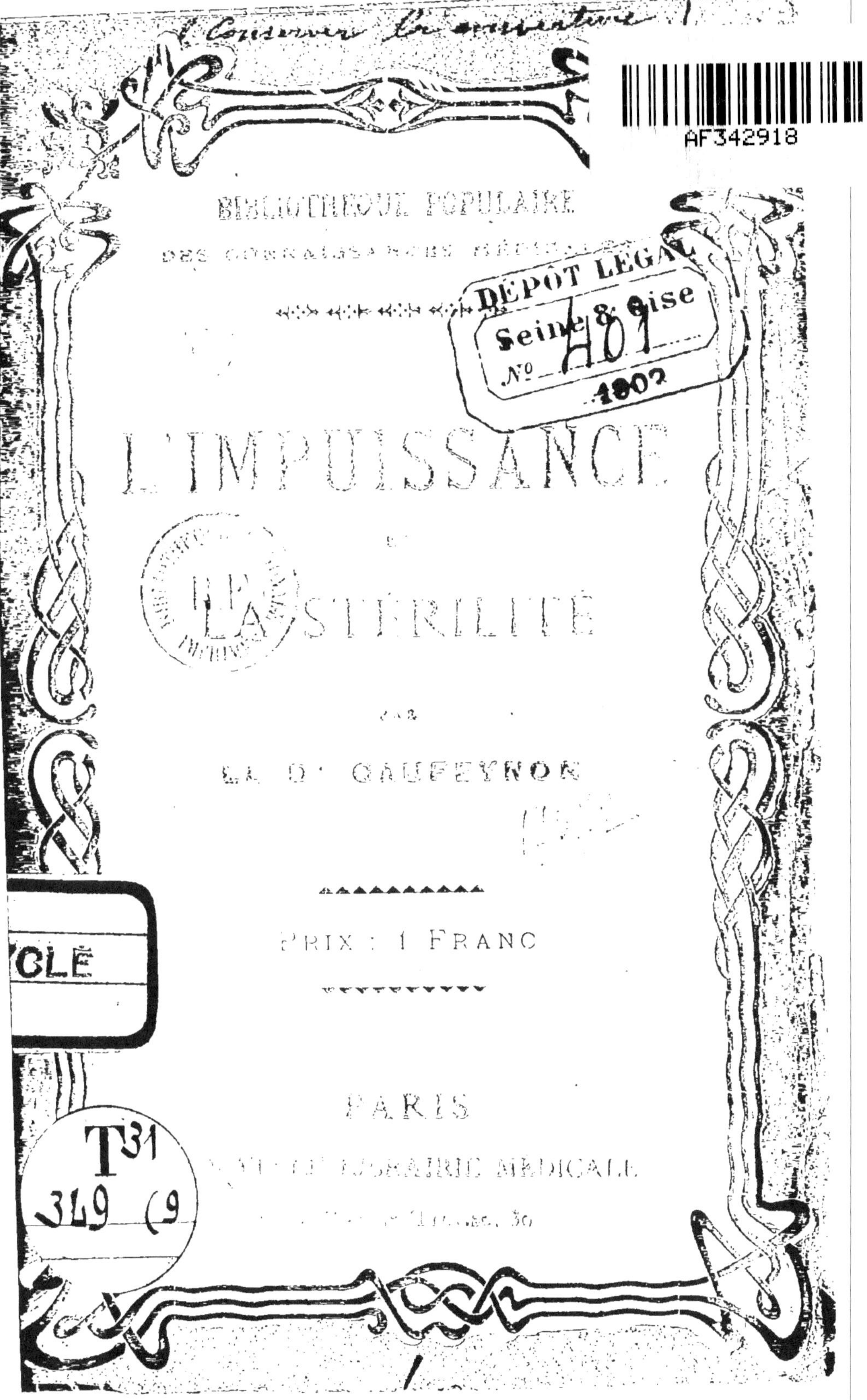

L'IMPUISSANCE
ET LA STÉRILITÉ

PAR

LE Dr CAUFEYNON

PRIX : 1 FRANC

PARIS

LIBRAIRIE MÉDICALE

L'IMPUISSANCE

ET

LA STÉRILITÉ

CHEZ L'HOMME ET LA FEMME

Docteur CAUFEYNON

L'IMPUISSANCE

ET

LA STÉRILITÉ

CHEZ L'HOMME ET LA FEMME

Causes morales et physiques

Vices de conformation. — Vaginisme

Frigidité

Erreurs de coït

PARIS

NOUVELLE LIBRAIRIE MÉDICALE

39, RUE DE TRÉVISE, 39

IMPUISSANCE CHEZ L'HOMME

IMPUISSANCE CHEZ L'HOMME

I

IMPUISSANCE PAR DÉFAUT D'ÉRECTION

Absence de désirs. — Dégoût et répulsion pour le coït.— Névrose génitale.— Défaut d'éjaculation.— Observations.

Chez l'homme il y a impuissance :

1° Par absence de désirs sexuels;

2° Par défaut d'érection;

3° Par absence d'éjaculation;

4° Par défaut de plaisir vénérien.

Il ne faut pas confondre l'impuissance avec la stérilité, celle-ci consiste dans l'impossibilité de procréer, de féconder la femme. Un homme peut être impuissant sans être stérile, et stérile sans être impuissant.

Chez la femme l'impuissance est constituée :

1º Par absence de désirs sexuels ;

2º Par impossibilité de recevoir l'organe mâle ;

3º Par défaut d'orgasme sexuel.

L'impuissance par défaut d'érection est naturelle ou accidentelle. Dans le premier cas, c'est-à-dire l'individu, n'a eu ni désir, ni érection, elle est presque toujours liée à un état déplorable de la constitution, ou tout au moins à un arrêt de développement de l'appareil génital, de telle sorte qu'il est assez difficile à dire si l'impuissance est cause ou effet. Planque cite un cas d'impuissance naturelle au milieu des circonstances les plus favorables au coït : « On n'aurait pas si bien réussi, dit-il, avec ce stupide impuissant dont parle Hartmann. Il était fort et robuste et avait les testicules fort gros, la verge courte, petite et flasque, mais il ne connaissait ni érection, ni semence et n'avait jamais eu de sentiment d'amour. »

Ce cas est excessivement rare, cependant une espèce d'inertie native de l'appareil génital se rencontre assez souvent au milieu des conditions les plus favorables de l'économie. Les sujets connaissent parfaitement leur état et disent, en parlant de leurs organes génitaux : « C'est ma partie faible ! ».

Le chirurgien américain Hammond rapporte le cas suivant : « M. M. W., âgé de 33 ans, homme vigoureux, bien bâti et d'apparence saine, me consulte le 14 décembre 1860, afin, dit-il, de savoir si quelque chose peut être tenté pour lui. Il déclare ne

jamais avoir éprouvé le moindre désir
sexuel, ni la moindre excitation vénérienne,
bien qu'il eut à plusieurs reprises tenté de
provoquer cette dernière par des lectures
érotiques et la fréquentation de femmes de
débauche. Mais loin d'obtenir le résultat
désiré, il n'aboutissait jusque-là qu'à un
phénomène contraire, sa répugnance aug-
mentait, et quand il persévérait dans ses
efforts, des nausées et des vomissements,
accompagnés de prostration nerveuse et
physique, faisaient leur apparition. Il déclara n'avoir jamais pratiqué l'onanisme,
mais que depuis qu'il avait atteint l'âge de
17 ans, il avait eu durant son sommeil, ce
qu'il supposait être des émissions séminales,
environ une fois tous les deux ou trois
mois. Dans un cas, il avait persisté dans
sa tentative de copulation malgré l'absence
de désirs et les phénomènes mentaux et

physiques désagréables qui se produisirent;
mais bien qu'il y eut une érection vigoureuse causée par les sollicitations manuelles
de la part de la Circé sur qui l'expérience
était faite, l'érection se dissipa aussitôt que
l'intromission fut tentée. Il avait alors
22 ans, et l'expérience lui apprit qu'il pouvait y avoir du plaisir dans l'onanisme.
Comme je l'ai dit, toutefois, il déclarait ne
s'être jamais adonné à ce vice. Souvent il
avait essayé d'exciter ses désirs en imagi-
nant des scènes érotiques variées; mais bien
que l'érection se produisit, il n'y avait point
de désirs, au contraire, il survenait aussitôt des sentiments de répugnance et de dé-
gout. Dans ce cas, le sujet était apte à
éprouver des érections par excitation psychi-
que et tactile, mais l'appétit sexuel semblait
ne pas s'être développé et, en outre, il y
avait ce fait remarquable que l'idée de la

copulation excitait le dégoût et non le plaisir. Sans cette dernière circonstance, le patient eut sans doute pu exécuter mécaniquement l'acte sexuel et y eut peut-être éprouvé du plaisir. Il y avait beaucoup de raisons pour qu'il se mariât, il était curateur d'une grande fortune pour les enfants qu'il pouvait avoir, mais s'il n'avait pas de postérité, cette fortune devait sortir de sa famille pour aller en partie à des institutions charitables. D'autre part, si étrange que cela puisse paraître, il aimait la société des femmes, et désirait vivement avoir son foyer et une femme avec qui il put au moins s'unir d'une façon platonique. Dans son état actuel, il sentait que toutes ces choses étaient impossibles et il était venu à moi, espérant que, dans les ressources de la médecine, il pouvait se trouver quelque agent qui pourrait changer sa nature, de façon à lui rendre possible l'acte sexuel, même s'il demeurait impossible de développer le désir. Je ne vis aucun moyen d'arriver à ce résultat. Il fut tué pendant la guerre civile, à Gettysburg. »

Les constitutions faibles et les tempéraments lymphatiques, ainsi que l'inertie native de l'appareil génital, sont des prédispositions à la perte de l'excitation vénérienne : cependant on la rencontre avec les constitutions les meilleures et les tempéraments les plus robustes, comme chez les personnes qui font vœu de chasteté et qui le tiennent. Dans ce cas l'impuissance n'est rattachée ni à des excès, ni à un état maladif, ni à une aberration morale, c'est la névrose génitale.

Dans cet état, il y a des nuances, selon que l'organe entre ou n'entre pas en érection ; sous l'influence d'excitants étrangers, telsque la chaleur du lit, le coucher sur le dos, la plénitude de la vessie, etc., ou bien si des éjaculations se produisent ou non pendant le sommeil, sous l'empire de rêves lascifs et avec sensations voluptueuses. Quand des érections anormales se produisent, quand des pollutions nocturnes ont lieu avec érection et sensation de plaisir qui éveilent le malade, la névrose génitale n'a plus la gravité qu'elle présente quand il y a absence d'érection et d'éjaculation.

Dans ce dernier cas, la paralysie est complète et la sécrétion testiculaire est presque nulle. Quelquefois cette sécrétion n'est qu'amoindrie, et alors, de loin en loin, les vésicules séminales se vident, et le sperme sort en bavant et sans déterminer de sensation voluptueuse. Ces états sont graves, mais seulement au point de vue de la fonction génératrice, il peuvent exister avec une bonne santé générale.

Le Dr Roubaud dit qu'en dehors des aberrations sexuelles (voir le volume des *Aber-rations*). Il est des circonstances qui peuvent détourner momentanément le cours de l'acte de la copulation ; ici l'érection n'est pas entièrement rebelle à ses excitations naturelles, mais, tantôt après s'être produite plus ou moins parfaitement, elle tombe à la porte même du sanctuaire féminin ; tantôt elle se soutient quelques instants dans le vagin et disparaît brusquement. Dans tous ces cas l'éjaculation n'a pas lieu et l'homme est frustré dans un plaisir vainement cherché.

D'autres fois, un coït commencé normalement ne peut se terminer que par un effort d'imagination qui, se détournant de son but, va chercher un supplément d'excitation dans le spectacle de formes imaginaires, ou dans les souvenirs de pratiques honteuses. Ces manœuvres sont une perversion incomplète du sens générique, parce qu'elles constituent

pour ainsi dire, une exagération des excitants naturels et que le but définitif est toujours le coït, malgré les raffinements, même
malgré la folie des moyens que suggèrent
la lubricité et la débauche. C'est dire que
l'impossibilité du coït normal exercé dans
ces conditions, a sa source non dans une
incapacité physique, mais dans une aberration de l'excitabilité morale.

Le Dr Roubaud dit avoir observé assez
souvent un genre d'impuissance et qu'il relate ainsi : « Cette maladie se produit surtout par l'impossibilité de l'éjaculation sé-
minale, non comme dans le priapisme,
mais avec érection normale et des désirs
vénériens ordinaires. Je donne le nom d'*aspermatisme* à cette sorte d'anaphrodisie, il
est caractérisé par l'impossibilité de l'éjaculation avec une érection normale. En voici
un exemple :

« Un jeune homme de 20 ans, d'une santé parfaite et d'un tempérament sanguin, se présente un jour à ma consultation et me raconte les faits suivants : — J'entre souvent en érection, me dit-il, mes désirs vénériens sont d'autant plus vifs que je n'ai jamais éprouvé la jouissance de l'amour, l'intromission de la verge dans les organes de la femme se fait sans difficulté et sans douleur ; mais cette intromission obtenue, je ne puis, quelque effort que je fasse, ressentir la volupté dont mes amis m'ont parlé, après un temps plus ou moins long de tentatives infructueuses pendant lesquelles j'appelle à mon aide toutes les ressources de mon imagination et toute mon énergie amoureuse, je ploie sous la fatigue et ma verge, participant à cet abattement de tout mon être, s'affaisse et devient molle, sans qu'il m'ait été possible d'obtenir l'éjaculation.

« Dans l'interrogatoire que je fis subir au malade, d'après cette première donnée, je recueillis les renseignements suivants : l'éjaculation ne s'était jamais produite à l'état de veille, soit par la masturbation, soit par le coït ; mais elle avait lieu quelquefois pendant le sommeil, tantôt sous l'influence de rêves lascifs, tantôt sans cause connue ; et, ce que ces circonstances présentent de remarquable, c'est que si le malade venait, par un motif ou par un autre, à s'éveiller pendant l'éjaculation, celle-ci s'interrompait instantanément ; de telle sorte que le malheureux n'avait pas même une idée confuse du plaisir vénérien. Ce qu'il éprouvait aux approches de la femme, était un sentiment de bien-être, une excitation générale qui n'était pas sans charme, il est vrai, mais qui n'était pas la jouissance génésique. Tous les hommes aussi éprouvent ce bien-être et cette excitation générale, et s'ils les considèrent comme les préludes du plaisir, ils ne les estiment pas comme le plaisir lui-même, nul ne croirait avoir goûté les voluptés de l'amour, si ces voluptés se réduisaient à ce bien-être et à cette excitation préparatoire. »

L'aspermatisme tient à un état spasmodique des conduits éjaculateurs ou de l'urèthre. C'est pour cette raison que le docteur Roubaud ne place pas cette anomalie dans les cas de stérilité, disant que le défaut de l'émission spermatique, en rendant le coït incomplet, crée un genre d'impuissance dont on n'avait jusqu'alors tenu aucun compte.

On cite cependant une observation fort curieuse de ce genre rapportée par Cockburnn :

« Un noble Vénitien épousa, à l'âge où

II

IMPUISSANCE PAR EXCÈS SEXUELS

Impuissance subite. — Décadence prématurée. — Les hommes chastes et les pertes nocturnes excessives.

———————

Bien que conduisant à une impuissance plus ou moins prématurée, les excès sexuels chez l'adulte déterminent moins fréquemment cet état que ne le font ceux antérieurs à la puberté. Les cas ne sont cependant pas rares où l'on voit des homme de 40 à 50 ans qui, ayant des désirs aussi vifs que jamais, sont incapables de rapports sexuels alors qu'ils devraient être en pleine jouissance de leurs forces viriles.

l'amour favorise un homme avec complaisance, une jeune demoiselle très aimable, avec laquelle il se comporta assez vigoureusement, mais l'essentiel manquait à son bonheur; tout annonçait dans ses rapports le moment de l'extase et le plaisir qu'il croyait goûter s'échappait. L'illusion lui était plus favorable que la réalité, puisque les songes qui succédaient à ses efforts impuissants le réveillaient par des sensations délicieuses, dont les suites n'étaient pas équivoques sur sa capacité.

« Cet époux malheureux, rassuré sur son état, voulait-il prouver efficacement sa puissance et réaliser ses plaisirs! Il les procurait sans pouvoir les partager; en un mot, l'érection la plus forte n'était pas accompagnée de ce jaillissement précieux qui fait connaître toute l'étendue de la volupté. On fit inutilement plusieurs remèdes pour procurer les plaisirs à un homme qui méritait de les connaître et que son amour consumait depuis assez longtemps. On pria enfin les ambassadeurs, que la République de Venise entretenait dans les différentes cours d'Europe, de vouloir bien consulter les plus fameux médecins sur la cause de cette incommodité, aussi bien sur les moyens dont il fallait se servir pour y remédier. J'attribuai cette impuissance, dit Cockburnn, à la trop grande vigueur de l'érection, qui bouchait le conduit avec tant de force qu'elle ne pouvait être surmontée par les moyens qui obligeaient la semence à sortir des vésicules séminales; au lieu que cette pression, étant moins forte dans les songes, l'évacuation se fait avec plus de liberté. »

II

IMPUISSANCE PAR EXCÈS SEXUELS

Impuissance subite. — Décadence prématurée. — Les
  hommes chastes et les pertes nocturnes excessives.

———————

Bien que conduisant à une impuissance
plus ou moins prématurée, les excès sexuels
chez l'adulte déterminent moins fréquemment cet état que ne le font ceux antérieurs
à la puberté. Les cas ne sont cependant pas
rares où l'on voit des homme de 40 à 50
ans qui, ayant des désirs aussi vifs que jamais, sont incapables de rapports sexuels
alors qu'ils devraient être en pleine jouissance de leurs forces viriles.

Il arrive souvent que l'homme commet des excès sans se douter qu'il a franchi les limites normales, et de fait, il est assez difficile de dire où commence l'excès, ce qui l'est pour les uns, peut ne pas l'être pour les autres. Quoi qu'il en soit, il est rare de rencontrer un homme de 60 ans capable d'accomplir l'acte sexuel d'une façon naturelle et satisfaisante, surtout dans les villes où tout concours à exciter les appétits sexuels. Les hommes de 50 ans qui se sont assez dominés jusque-là pour pouvoir exécuter le coït une ou deux fois par semaine sont rares, et le plus souvent l'acte n'est satisfaisant ni pour eux, ni pour leur compagne.

Mais un mal plus sérieux que la décadence relativement précoce de la virilité se produit à la suite des excès vénériens; c'est l'impuissance qui se déclare subitement à la suite d'excès extraordinaires.

Alors les désirs ont encore toute leur vigueur, il y a tentative de rapports, mais en vain ; des moyens divers sont mis en usage pour renouveler ces tentatives et provoquer l'érection, rien y fait, le pénis reste flasque malgré toute excitation normale ou anormale. Le sujet devient malade par suite du chagrin que lui causent ces tentatives infructueuses et surtout la crainte de ramollissement.

Quelquefois la verge arrive à un état de turgescence qui a permis de tenter l'intromission, mais en vain, et l'éjaculation s'est faite en dehors de la vulve. Donc l'émission du sperme s'est faite sans érection véritable et démontre la débilité extrême de tout l'appareil.

Un des résultats les plus fréquents des excès sexuels, c'est l'impuissance partielle, dans laquelle l'érection est si faible et l'éréthysme si grand, que l'éjaculation et un orgasme imparfait se produisent soit avant l'intromission, où sitôt après celle-ci; de sorte que personne n'en est satisfait.

D'autres fois l'érection se produit, mais lorsque l'intromission est tentée, malgré le désir, la verge devient flasque tout à coup, il n'y a pas alors d'éjaculation.

Il arrive enfin que, quand la période approche où l'homme peut s'attendre à subir la perte naturelle de la puissance sexuelle, la décadence se manifeste simplement par la rareté croissante du besoin de sa répétition. Dans ce cas le désir diminue avec la jouissance. Au contraire, chez l'homme qui abuse de l'acte sexuel, la décadence arrive sans que le désir soit éteint et même diminué, de là le chagrin, les désappointements et un état constant de lutte entre la chair et l'esprit.

Les pollutions nocturnes peuvent déterminer l'impuissance lorsqu'elles sont trop fréquentes et coexistantes avec les excès sexuels ; le docteur Hammond fait à ce sujet les réflexions suivantes :

« Chez les jeunes gens absolument chastes, il arrive généralement que peu de temps après la puberté les pertes nocturnes commencent à se produire. Tant qu'elles ne se produisent pas plus d'une fois par quinzaine, elles sont strictement compatibles avec la santé, du moins avec celle de l'homme civilisé. Elles prouvent qu'au fur et à mesure du développement du système reproducteur, la semence se sécrète et que les vésicules séminales une fois remplies, la nature intervient et les vide à sa façon. Si le jeune homme évite les pensées impures, s'il fuit les soupers et les distractions excitantes qui produisent des dérangements émotionnels, s'il évite le décubitus dorsal, les pertes nocturnes doivent être rares. Mais dans la réalité, il arrive presque invariablement que les pensées ne demeurent point pures, que les romances amoureuses et les pièces de théâtre, la fréquentation du sexe féminin, la vue de statues et d'images suggestives, la fréquentation de camarades qui ont des conversations lascives, la vue de l'accouplement des animaux et nombre d'autres facteurs, représentent autant d'excitants génésiques qui ne peuvent être évités, et que, dans beaucoup de cas, il est préférable de ne pas éviter.

Le jeune homme chaste va se coucher, et dans son sommeil il a un rêve, où les impressions de la journée se représentent et, comme le cerveau n'a pas à ce moment le contrôle complet des centres nerveux inférieurs, ceux-ci agissent, en accord avec l'idée présentée par le cerveau, et l'orgasme sexuel se produit. Si le fait arrive toutes les deux ou trois semaines, il n'y a point de mal, mais si par suite de circonstances spéciales, la fréquence des pertes est matériellement accrue, alors le cas est différent et non seulement il peut se présenter une débilité générale et nerveuse, et d'autres manifestations de trouble dans la santé, mais il peut en résulter une impuissance plus ou moins complète..... Les pertes nocturnes sont généralement accompagnées de rêves lascifs, mais ceci n'est pas toujours le cas, elles se produisent parfois sans aucune excitation de ce genre. Ce cas ne se présente toutefois que chez les sujets atteints de débilité sexuelle avancée ou chez qui les désirs sont éteints. »

Il existe des pertes involontaires qui se produisent durant le jour, le sperme est expulsé avec jouissance. Ce fait se produit par suite de la friction de la verge contre les vêtements ou comme résultat de pensées lascives. C'est une perte de puissance avec accroissement de l'excitabilité qui résultent souvent de grands excès.

En général, l'homme de cette catégorie peut présenter des émissions pendant la marche et plus particulièrement durant l'exercice à cheval. L'éjaculation s'accompagne d'orgasme imparfait et dans une simple turgescence du penis.

III

IMPUISSANCE PAR MALADIES

Atrophie des organes par maladies. — Influence de l'équitation. — Les Indiens Pueblos. — Le mujarado.

Parmi les maladies qui entraînent l'impuissance, celles de la moelle épinière sont les plus ordinaires. Durant les premiers temps l'excitation des organes sexuels est extrême, excitation de désirs et de puissance, mais plus tard les pertes nocturnes sont fréquentes et l'impuissance absolue.

Les maladies ou lésions des nerfs qui ont des rapports avec les organes génitaux peuvent amener l'impuissance. Les névralgies des testicules, la dégénérescence des nerfs spermatiques, leur compression par des tumeurs ou autres accidents.

Les effets de l'équitation poussée à l'excès déterminent la production de l'atrophie testiculaire et l'impuissance consécutive.

Le Dr Lallemand relate différents cas d'impuissance dues à des pertes séminales engendrées par l'équitation poussée à l'excès, D'après lui, le frottement et les chocs que subit le périnée au contact de la selle provoquent l'irritation des conduits efférents. Il se produit des pertes spontanées et cet état conduit à l'onanisme fréquemment répété. L'impuissance est le résultat ultime.

A ce propos le Dr Hammond rapporte les faits ci-dessous recueillis par lui, alors qu'il était médecin militaire au nouveau Mexique.

« J'appris, dit-il, que les Indiens de

Pueblo ont coutume de choisir un mâle entre ceux qui vivent dans le village et de le rendre impuissant, le réservant en même temps pour des actes de pédérastie. Cet individu est nommé *Mujerado*... » Hammond examina un de ces individus, chez qui il constata l'atrophie complètes des organes. « Les testicules ne consistaient, semble-t-il, qu'en un tissus conjonctif, car aucune douleur ne se produisit quand on pressa fortement les deux masses aplaties, molles, ayant à peu près les dimensions d'un haricot rouge, qui gisait au fond du scrotum ; aucune difformité génitale quelconque...... Les membres et le corps étaient pleins et arrondis, et il n'y avait pas trace de poils, sauf au cuir chevelu. La voix était aigre et faible ; comme il se tenait nu et debout devant moi, il avait plus l'apparence d'une femme que d'un homme.

J'eus de grandes difficultés à élucider la cause de l'atrophie des organes et des changements considérables qui se produisent dans les autres parties de l'organisme, mais je finis par réussir à obtenir quelques renseignements.

Un mujarado est un personnage essentiel dans les saturnales ou orgies des Indiens. Il est le principal agent passif dans les cérémonies pédérastiques qui jouent un rôle si important dans ces parties.

Pour faire un mujarado, on choisit l'un des hommes les plus virils et l'on pratique sur lui, plusieurs fois par jour, l'onanisme. En même temps on le contraint à monter presque constamment à cheval. Les organes génitaux sont, de la sorte, amenés au début à un état d'éréthisme extrême, si bien que les mouvements du cheval suffisent à déterminer une éjaculation, tandis qu'en même temps, la pression du corps sur le dos du cheval, monté sans selle, trouble la nutrition de ces organes. Il finit par arriver que, bien que l'orgasme peut être encore provoqué, il ne peut plus y avoir d'éjaculation, même avec l'excitation la plus intense. Enfin l'orgasme ne peut plus se produire. Les testicules et le pénis commencent entre temps à se réduire et, avec le temps, atteignent la plus complète dégradation. Les érections cessent d'avoir lieu.

Les Indiens Pueblos semblent reconnaître l'influence de l'équitation comme un adjuvent efficace de stérilité.

Les Indiens Apaches et Navajos possèdent des organes générateurs petits et leurs désirs ainsi que leur virilité sont médiocres. Dès leur enfance, ils se servent du cheval, même pour franchir les plus petites distances... Je suis sûr que l'épuisement est très fréquent chez eux. Quand ils eurent appris que j'étais un *homme de médecine*, je vis venir des hommes jeunes et d'apparence vigoureuse et saine, me demandant de leur donner une forte médecine qui put leur rendre leur virilité. Une femme qui aurait plus de deux ou trois enfants serait une curiosité chez eux. »

Chez les alcooliques, les désirs et la puissance disparaissent ensemble, comme aussi les désirs quelquefois sans que l'acte sexuel puisse être accompli complètement; d'autres fois l'érection fait complètement défaut et l'intromission est impossible; ou bien il y a érection imparfaite et éjaculation prématurée.

IV

IMPUISSANCE PAR DÉSIRS EXCESSIFS

Impuissance chez les nouveaux mariés, exemples. —
Les noueurs d'aiguillettes.— Effets d'imagination.

Une cause d'impuissance assez fréquente
se rencontre chez les nouveaux mariés. C'est
le désir excessif; l'homme se trouve absolument incapable d'avoir une érection, malgré
la puissance de ses désirs. Entre ses tentatives, les érections sont vigoureuses, mais
dès l'instant où il essaye de pousser les choses plus loin, la verge devient molle.

Un cas cité par Hunter en fournit un
exemple : « Un patient me déclara avoir

perdu sa virilité; après une heure d'étude du cas, je réussis à obtenir les données que voici. Le patient avait, en dehors des moments où elles étaient nécessaires, des érections vigoureuses qui montraient bien que cette aptitude n'était pas abolie; les érections s'accompagnaient de désirs; il y avait donc tout ce qui était nécessaire et pourtant il y avait une lacune quelque part; je lui demandais si toutes les femmes lui produisaient le même effet. Il répondit que non, et qu'il pouvait, avec certaines d'entre elles, avoir des rapports aussi bien qu'avant. Ceci restreignait donc le champ et il me fut démontré que l'impuissance n'existait qu'à l'égard d'une seule femme, que cette impuissance venait du désir d'avoir des rapports avec cette femme et que ce désir engendrait dans l'esprit du patient un doute ou une crainte à l'égard du succès, doute et crainte qui étaient les causes de l'inaptitude à accomplir l'acte. Comme il n'y avait ici, comme cause, qu'un état mental produit par une circonstance particulière, c'était l'esprit qu'il fallait guérir, et je dis au patient qu'il pouvait complètement guérir s'il pouvait compter sur sa propre puissance de renoncement. Quand je lui eus expliqué ce que j'attendais de lui, il me déclara pouvoir compter sur tout acte de sa volonté. Je lui dis alors que s'il était sûr de lui-même, il lui fallait aller partager le lit de cette femme, mais se promettre à lui-même, au préalable, qu'il n'aurait point de rapports avec elle pendant six nuits, quels que puissent être ses désirs et sa puissance; au bout de 15 jours, il me dit que sa résolution avait si bien changé son état mental, que la puissance était revenue, car au lieu de gagner le lit avec la crainte de ne pouvoir réussir, il y entrait avec la crainte de désirs ou de puissance excessifs qui lui fussent désagréables. Tous deux ne tardèrent point à paraître, et il eut été heureux d'abréger le délai, car une fois le charme rompu, son esprit et sa puissance marchèrent de concert et son trouble mental ne reparut jamais. »

Un agent d'impuissance temporaire, très puissant, c'est la peur. L'homme qui a peur d'être surpris dans un commerce illicite échoue au moment essentiel.

Il est encore des cas d'impuissance purement imaginaires, que la victime croit absolument avoir été produits par un ennemi, grâce à un regard, ou pour lui avoir fait manger ou boire quelque chose ayant le pouvoir de le priver de ses facultés sexuelles. Le résultat en est que, mû par sa croyance, il échoue dans ses tentatives et cesse alors tout effort de ce genre. C'est ce qu'on désignait autrefois sous le nom de *nouer l'aiguillette.*

Montaigne a spirituellement conté une de ces histoires et comment il rompit le charme.

« Un comte de très bon lieu, dit-il, de qui j'estoy fort privé, se mariant avec une belle dame qui avoit esté poursuivie de tel qui assistoit à la feste, metoit en grande peine ses amis et nommement une vieille dame sa parente, qui presidoit à ces nopces et les faisoit chez elle, craintive de ces sorcelleries ce qu'elle me feit entendre. Je la priay de se reposer sur moy. J'avais de fortune en mes coffres, certaine petite pièce d'or platte, ou estoyent gravées quelques figures celestes, contre le coup de soleil, et pour oster les douleurs de teste, la logeant à poinct sur la couture du test; et pour l'y tenir, elle estoit cousue en un ruban propre à rattacher soules le menton. Resverie Germaine à celles de quoy nous parlons. Jacques Peletier, vivant chez moi, m'avoit faict ce présent singulier ; j'advisay d'en tirer quelque agent, et dy au comte qu'il pouvoit coure fortune comme les aultres, y ayant la des hommes pour lui en vouloir prester une ; mais que hardiment il s'allat coucher ; que je lui feray un tour d'amy et n'espargnerai à son besoin un miracle qui estoit de ma puissance, pourveu que sur honneur, il me promit tenir très fidèlement secret. Seulement comme sur la nuict on iroit lui porter le reveillon, s'il luy estoit mal allé, il me feit un tel signe. Il avoit eu l'âme et les oreilles si battues, qu'il se trouva lié du trouble de son imagination ; et me feit son signe à l'heure susdicte. Je luy dis alors à l'oreille qu'il se leivait, souls couleur de nous chasser, et prins en se jouant la robbe de nuict que j'avois sur moy (nous étions de taille fort voisine) et s'en vestit, tant qu'il auroit exécuté mon ordonnance, qui feut, quand nous serions sortis, qu'il se retirat à tomber à l'au ; dict trois fois telles paroles et feit tels mouvements. Qu'à chacune de ces trois fois, il ceignis le ruban que je lui mettoy en main et couchant bien soigneusement la médaille qui y estoit attachée, sur ses roignons la figure en telle posture. Cela faict ayant à la dernière fois bien estreint ce ruban, pour qu'il ne se peut ni desnouer ni s'y mouvoir de sa place· Que en toute assurance il s'en retournant à son prix faict, et n'oubliait de rejetter ma robbe sur son lict, en maniere qu'elle les abriant tous deux. Ces singeries sont le principal de l'effect, notre pensée ne se pouvant desméler que moyens si estranges ne vien-

nent de quelque astuce science, leur inanité
leur donne poids et reverence. Somme, il
feut certain que mes charactères se trouve-
rent plus vénériens que solaires, plus en
action qu'en prohibition. »

Le moyen mis en usage par Montaigne
est incontestablement le plus propre à rendre l'ordre et le calme à une imagination
aussi troublée. A une influence néfaste
quelconque, opposez une influence contraire
dont vous ferez ressortir la supériorité de
puissance, et, avec la confiance vous ramè-
nerez presque à coup sûr la possibilité du
coït.

V

IMPUISSANCE PAR VICE
DE CONFORMATION

Absence de verge. — Développement excessif du
pénis. — Cas contraire. — Adhérence du prépus.
— Epispadias.

Le cas d'absence de la verge est assez
rare; Fodéré a dit qu'il a guéri d'une in-
continence d'urine un jeune soldat plein de
courage et de vigueur, qui avait des testicules bien conformés et n'avait à la place de
la verge qu'un bouton, comme un mame-
lon par lequel se terminait l'urèthre. « Il
m'assura, dit Fodéré, avoir toujours été
ainsi et que ce bouton se renflait quelque-

fois en présence des jeunes personnes du sexe, et qu'il en sortait par les frottements une humeur blanche. »

Un semblable défaut de conformation entraîne certainement l'impuissance, mais ce n'est pas une cause absolue de stérilité, il suffit que quelques gouttes de sperme soient déposées par ce pénis rudimentaire à l'entrée de la vulve pour qu'il puisse y avoir fécondation.

Le développement excessif de la verge n'est qu'un cas relatif d'impuissance. Car si la verge est trop grosse ou trop longue, cela ne veut pas dire qu'il y ait nécessairement empêchement du coït ; mais il est évident que si l'acte doit être, pour les deux sexes, une source de volupté et non de douleur, le but proposé ne sera pas atteint.

Le défaut contraire, c'est-à-dire la petitesse de la verge ne peut être admis, non plus, comme cause d'impuissance, cependant le Dr Roubaud cite ce fait : « Un étudiant en médecine âgé de 19 à 20 ans, Brésilien d'origine, se présenta à ma consultation, sa stature était grêle, sa voix féminine, le système musculaire à peine développé sans prédominance aucune des tissus graisseux ; les cheveux châtains, pâles et clairsemés, étaient sans vigueur, la figure et la poitrine ne présentaient aucune trace de poils, le pubis n'en était pas entièrement dépourvu, mais ils étaient fins, assez courts et ne frisaient point. Avant de me montrer ses organes, le malade me dit qu'il avait, non seulement des désirs vénériens, mais encore des érections fréquentes et que, lorsqu'il se masturbait, l'éjaculation avait lieu avec tous les phénomènes volupteux qui l'accompagnent d'ordinaire, tandis que, pendant le coït, l'éjaculation, quelque effort qu'il put faire, ne s'était jamais produite. Le cas était bizarre et avant de me perdre dans l'hypothèse d'une surexcitation nerveuse qui aurait mis obstacle à la libre circulation du sperme, je demandais à voir les organes. Quel ne fut pas mon étonnement de rencontrer une verge presque imperceptible, dont il était difficile de découvrir le gland. Le scrotum, les testicules, tout l'appareil avait également des proportions lilliputiennes. La verge en érection avait à peu près la dimension d'un piquant ordinaire de porc-épic et était longue de dix pouces. A part cet arrêt de développement, tout l'appareil génital était parfaitement conformé ; cependant l'ouverture du prépuce était étroite à ce point qu'il était peu aisé d'y faire passer le gland. Celui-ci n'avait jamais vu le jour et, entre lui et son enveloppe, s'était amassé une grande quantité de matière sébacée mêlée de sperme, laquelle avait formé des calculs que ne retirais pas sans occasionner au malade quelques douleurs.

Evidemment la pression exercée dans le coït, par les parois vaginales sur la verge était nulle, ou tout au moins insuffisante pour porter le prépuce en arrière dans le mouvement de va-et-vient et pour déterminer l'érection nécessaire à l'éjaculation.

Le malade, à qui je développais cette manière de voir, qu'il n'avait jamais soupçonnée, voulut bien, en sa qualité d'étudiant en médecine, se soumettre à l'expérience suivante : Un cylindre en caoutchouc, de la grosseur d'un pénis ordinaire et dans l'intérieur duquel était taillé un canal dont le diamètre était exactement celui de la verge en érection, fut maintenu au pubis au moyen d'une lanière également en caoutchouc passée sur les lombes, comme un bandage de corps. L'élasticité de cette lanière permettait les mouvements de va-et-vient du côté du cylindre, qui le transmettait à la verge emprisonnée dans son intérieur. Une prostituée s'étant prêtée à l'expérience, cette espèce de copulation s'effectua complètement, c'est-à-dire que l'éjaculation et les phénomènes qui l'accompagnent eurent lieu comme dans les rapprochements ordinaires des sexes. »

Dans l'adhérence du prépuce avec le gland, les rapports sexuels sont gênés, ainsi que le démontre le Dr Petit. — « Un jeune homme, dit-il, vient me consulter sur ce que, depuis quinze jours qu'il était marié à une jeune veuve, il n'avait pu consommer le mariage ; il était novice et n'avait jamais connu d'autre femme que la sienne ; mais celle-ci, ayant plus d'expérience que lui, s'aperçut bientôt qu'il n'était pas conformé comme son premier mari et lui conseilla de me consulter. Il se plaignait de ce que, lorsqu'il voulait introduire la verge, il souffrait et faisait souffrir sa femme; l'ayant examiné, je connus d'abord que la grosseur de la verge n'était point la cause du cas dont il s'agissait; le prépuce était adhérent au gland, je vis que la verge ne pouvait glisser contre les parois de la vulve et que, faisant effort pour l'introduire, il en résultait deux choses : la première, que l'ouverture de l'urèthre était violemment tirée dans tous les sens et lui causait beaucoup de douleur, la deuxième, c'est que la verge, ne pouvant glisser contre les parois de la vulve, celle-ci était poussée dans le vagin et causait ainsi beaucoup de douleur à la femme ».

L'épispadias est aussi un cas d'impuissance; Barth en donne un exemple :

« Louis-Xavier C..., âgé de 18 ans, imprimeur en taille douce, d'une stature moyenne, d'une bonne constitution et assez bien musclé, entre à l'hôpital de la Charité le 17 janvier 1833 et présentait les difformités suivantes :

La verge, dans l'état de placidité, n'a pas plus de 12 à 15 lignes de longueur sur un diamètre moyen d'un pouce environ, le gland est habituellement découvert, et la peau qui revêt le pénis présente à sa base des plis nombreux qui fournissent matière à un ample allongement, de sorte qu'en attirant la verge, on peut lui donner plus de deux pouces de saillie. Dans l'état d'érection, elle acquiert également la longueur de l'index.

A sa face antérieure, au lieu d'être cylindroïde, la verge est divisée longitudinalement sur la ligne médiane, par un sillon formé par l'urèthre, qui, au lieu de constituer un canal, est ouvert dans toute sa longueur sur sa partie antérieure, de manière à former une véritable gouttière.

Cet homme peut garder ses urines, et il les rend 3 ou 4 fois par jour, mais il ne peut chasser le jet à plus de 2 pieds de distance.

IMPUISSANCE CHEZ LA FEMME

IMPUISSANCE CHEZ LA FEMME

VI

ABSENCE DE DÉSIRS

Absence du clitoris. — Désirs d'origine mentale. — Désirs et volupté nuls. — Exemples.

L'absence de désirs sexuels chez la femme peut résulter de l'absence ou de l'arrêt de développement du clitoris. Il est rare que son défaut soit naturel, et si cet organe a été enlevé par une opération, il n'y a point perte absolue de sensibilité.

Car, il ne faut pas oublier que le désir est souvent d'origine mentale et que les organes générateurs y jouent un rôle secondaire, du moins, en ce qui concerne les sensations progressives. Un regard, un contact, une pensée, peuvent être le point de départ.

En outre, il est certain que le clitoris n'est pas la seule partie des organes dont l'excitation puisse développer le désir sexuel, car le vagin et la vulve, bien qu'à un moindre degré, n'en sont pas moins doués.

Quand à l'absence originelle des désirs, elle est rare. Selon Roubaud, quand une femme affirme ne jamais avoir éprouvé de désirs sexuels, il a toujours trouvé la cause dans des circonstances morales, soit dans des conditions locales ou générales affectant l'appareil générateur.

Hammond cite, au contraire, le cas suivant :

« Madame C... avait été mariée deux ans quand elle vint me trouver. Durant cette période, elle n'avait jamais éprouvé le moindre développement de l'appétit sexuel, et jamais, au cours de sa vie, elle n'avait eu le moindre désir. Au moment où je la vis, elle avait environ 25 ans, elle n'avait jamais été malade et avait toute l'apparence de la santé, elle avait été menstruée à 16 ans et ses règles n'avaient cessé d'être régulières. A l'examen, je vis que son clitoris était bien développé, les ovaires se sentaient distinctement, l'utérus avait des dimensions normales. Le coït ne lui avait jamais été douloureux, mais il ne lui offrait aucun plaisir. Elle avait toujours volontiers aidé aux désirs de son mari et souhaitait, comme elle le disait, d'être : Comme les autres femmes.

Je lui déclarai qu'à mon avis, l'art médical ne pouvait rien pour elle, mais que je ne voyais aucun motif pour qu'elle ne devint pas enceinte, et, en fait, deux ou trois ans plus tard, elle eut un enfant et son mari m'apprit qu'elle commençait à éprouver des désirs sexuels.

VII

VAGINISME ET FRIGIDITÉ

Rôle du mari. — Brutalité. — Exemples. — Impuissance par défaut de sensation. — Frigidité. —
Dégoût. — Élément mental.

———

Le vaginisme est caractérisé par un
excès de sensibilité des organes génitaux,
au point que le toucher est insupportable
et peut déterminer un état convulsif. Il
constitue donc un motif d'impuissance.

On a incriminé le tempérament, les conditions sociales et hygiéniques d'être cause
de cette affection. Les femmes anémiques,
délicates, impressionnables surtout, à tem-

pérament nerveux, y sont particulièrement sujettes.

Quel rôle joue le mari dans la production du vaginisme ? Un médiocre selon les uns, un très important selon les autres ; il est trop faible disent ceux-ci ; c'est un maladroit et un brutal, disent ceux-là. Il y a lieu d'établir certaines distinctions. Selon le docteur Charrier, le mari peut être responsable de par sa faiblesse, ses rapports incomplets, timorés, il n'a pas assez de tenue dans l'érection, soit par suite d'excès ou d'âge, se livre à des tentatives réitérées qui ne peuvent surmonter l'obstacle et finissent par irriter les parties sexuelles, d'où la contracture spasmodique du vagin.

Guéneau de Mussy rapporte cette observation : « Un homme qui avait abusé du tabac depuis son enfance n'avait pu, au bout de 9 ans, forcer l'entrée du vagin de sa femme, peu à peu il s'était produit un spasme vaginal s'accompagnant de sensations, de contractions douloureuses et pendant quelque temps, le mari ayant sa vigueur première, ne put vaincre l'obstacle. »

Gallard a vivement dépeint l'influence néfaste du mari excité et maladroit. « Un mari jeune, dit-il, dont l'ardeur est ordinairement excitée par une continence plus ou moins prolongée, est à peine entré dans le lit conjugal, qu'il s'empresse sans aucun préambule d'en arriver aux fins du mariage; mais combien calculent mal leur élan et voient tomber leur flamme avant d'avoir pu atteindre le but désiré! Ils ont à peine eu le temps de frapper à la porte, et ils l'ont fait d'une façon si maladroite et si brutale que de longtemps ils ne doivent compter la voir s'ouvrir facilement; c'est qu'en effet ils ont déterminé la douleur sans avoir eu le temps ni l'occasion de procurer la sensation contraire qui doit la faire oublier; chaque nouvelle tentative à laquelle ils se livrent par la suite réveille cette douleur, qui les fait repousser de plus en plus énergiquement, et leurs efforts deviennent d'autant plus infructueux que leur énergie morale et même physique se borne bientôt, amoindrie par ces insuccès réitérés. »

La conséquence immédiate de beaucoup la plus grave du vaginisme, est l'obstacle que le spasme douloureux met au coït; d'où l'infécondité. L'obstacle à l'entrée de la verge n'est pas toujours absolu, on a vu des femmes supporter les rapports incomplets sans trop vives douleurs, aussi au milieu de l'action se laissent-elles aller à permettre l'intromission complète du pénis, alors la douleur devenait atroce et le spasme intense.

Dans d'autres cas, les tentatives du coït provoquent des douleurs si aiguës, arrachent des cris si violents, que le mari n'ose passer outre; c'est ainsi que le docteur Guéneau de Mussy a vu de ses clientes rester six, huit ans, sans avoir avec leurs maris de rapports sexuels. Lorrain dit que le vaginisme est beaucoup plus commun qu'on ne le croit, et qu'il y a énormément de femmes fort distinguées dans le monde qui n'ont jamais coïté.

Gallard a vu des hommes qui, deux ans après leur mariage, ne savaient pas encore ce qu'il fallait faire pour rendre leurs femmes enceintes. Il en est d'autres, dit Lorrain, qui, pressés de jouir de leurs droits, « n'ont pas la délicatesse, le sentiment des caresses préliminaires qu'ils doivent à leurs femmes chaque fois qu'ils s'en rapprochent; qui, débutant par une sorte de viol, provoquent une vive douleur qui laisse une invincible répulsion, créant ainsi un vaginisme par appréhension ou par impression morale ». A ceux-ci, il faut conseiller la retenue dans la satisfaction de leurs désirs, à ceux-là, il convient d'apprendre à remplir leurs devoirs de mari.

Il est un autre genre d'impuissance tout aussi grave. La femme peut avoir toute l'aptitude désirable pour éprouver les jouissances et cependant le plaisir ne se produit jamais, parce que l'homme atteint son apogée sensationnelle au moment où la femme n'y est pas encore parvenue. Le pénis redevient flasque, l'homme a fini sa partie et la femme devenue, avec son système nerveux, très excitée en attendant quelque chose qui ne se réalise point.

En général, les femmes sont plus lentes que les hommes, elles éprouvent au début un certain degré de plaisir, mais celui-ci n'obtient son complet développement qu'avec plus de lenteur que celui de l'homme.

La frigidité est beaucoup moins commune chez la femme qu'on ne le suppose, elle peut rendre les rapprochements sexuels indifférents et inféconds, mais elle n'est nullement un obstacle à ce qu'ils s'opèrent.

Les causes de la frigidité ou anaphrodisie sont diverses : Une répulsion personnelle, l'influence prolongée d'une continence qui diminue la vitalité et l'énergie d'organes placés ainsi dans une sorte d'inutilité fonctionnelle, la pratique de l'onanisme, la satiété amenée par l'abus, telles sont les principales causes. La forme la plus commune chez la femme est le défaut de sensations voluptueuses pendant le rapprochement, et cela se conçoit, puisque le coït suppose chez l'homme un certain degré d'érection, sans lequel il est impossible. La frigidité peut, chez la femme, coïncider avec la persistance du désir et même avec un degré d'attrait physique et affectif.

Le Dr Fonsagrive cite le cas d'une jeune dame qui présentait un cas curieux d'anesthésie complète de la vulve et du vagin. Mariée depuis quelques semaines, et éprouvant d'ailleurs pour son mari un vif attrait, elle avait à peine conscience des rapprochements sexuels et n'éprouvait aucune sensation érotique.

La vie sociale de la femme est telle qu'elle lui impose des barrières qui n'existent point ou existent moins chez l'homme. Elle peut être unie à un homme brutal où dégoûtant, tel que l'idée seule du coït est horrible.

L'élément mental joue un tel rôle dans l'acte sexuel, qu'il n'est pas étonnant que, dans de telles circonstances, la femme demeure absolument insensible, alors que peut-être avec un homme capable de provoquer l'action, les choses iraient tout autrement. La femme honnête mariée depuis quelques temps, voit quelquefois disparaître l'affection première, et finit par se soumettre passivement à l'acte sexuel; elle est impuissante.

DE LA STÉRILITÉ CHEZ L'HOMME

DE LA STÉRILITÉ CHEZ L'HOMME

VIII

LA STÉRILITÉ CHEZ L'HOMME
SES CAUSES

Vices de conformation. — Maladies des organes. — Absence de spermatozoïdes

Comme nous l'avons dit, la stérilité n'est pas l'impuissance, quoique à vrai dire l'individu qui est atteint d'impuissance, parce qu'il ne peut accomplir l'intromission dans les organes de la femme, est généralement stérile, mais si le sperme d'un tel sujet renferme des spermatozoïdes normaux, on ne peut pas dire qu'il y a stérilité, car il existe des cas de fécondation sans intromission.

La stérilité peut être par lésion matérielle et sans lésion. Chez l'homme, la fécondité ne suppose que l'intégrité relative des deux fonctions : sécrétion et excrétion du sperme; le trouble de l'une ou de l'autre peut causer la stérilité. Dans les troubles de la sécrétion, il faut toujours supposer une lésion des organes sécréteurs du sperme. Toute affection des testicules peut être cause de stérilité, il faut cependant que l'obstacle à la production porte sur les deux testicules. Si, en effet, l'un d'eux est sain et que les voies soient libres, il n'y aura pas de stérilité.

L'absence de testicules est une cause absolue et irrémédiable de stérilité; cette anomalie double est fort rare.

L'arrêt de développement des testicules

peut aussi déterminer la stérilité, mais il n'est pas absolument prouvé que les testicules restant dans le ventre, la stérilité doive s'en suivre, car plusieurs vétérinaires disent que les chevaux que l'on ne peut castrer, faute de testicules apparents, sont aptes à la reproduction.

L'inflammation des testicules, qui est une des causes les plus fréquentes de la stérilité, doit être bilatérale pour avoir ce résultat. Les orchites blennorrhagiques déterminent l'atrophie des testicules, aussi bien que les orchites par accidents.

Les maladies des vésicules séminales peuvent par influence amener la stérilité. Une tumeur obstruant leur orifice doit nécessairement diminuer les chances de fécondation, comme aussi l'inflammation de ces glandes peut exercer sur l'aptitude fécondante une action néfaste, soit en mêlant au sperme le produit de leur sécrétion morbide, soit en épuisant l'organisme par des éjaculations fréquentes, résultant d'un excès d'irritabilité; en ce dernier cas, c'est la stérilité par impuissance.

Affections de l'urèthre. — La stérilité qu'elles déterminent est de cause toute mécanique, car elle relève des vices de conformation acquis ou congénitaux. Les premiers sont en général des rétrécissements. Ils diminuent l'énergie de l'éjaculation, et, si l'on admet avec quelques auteurs que la force de l'émission spermatique est presque indispensable à la fécondation, l'influence fâcheuse des rétrécissements se conçoit tout naturellement. Dans les rétrécissements considérables, l'éjaculation a lieu, mais le coït reste sec, parce que le sperme s'accumule derrière les rétrécissements ou même reflue dans la vessie.

Outre les rétrécissements étroits, certaines lésions acquises de l'urèthre peuvent entraîner la perte de l'éjaculation. De la Peyronie, cite le fait d'un homme déjà père de trois enfants qui, depuis une gonnorrhée dont il avait négligé le traitement, n'éjaculait plus pendant le coït. Le sperme s'écoulait ensuite en bavant, quand diminuait l'érection et, comme cet homme urinait sans difficulté, on ne pouvait songer à un rétrécissement.

Au même titre que les difformités acquises de l'urèthre, les vices de conformation de ce canal peuvent causer la stérélité. Dans l'épispadias, la stérilité est presque la règle, les sujets sont généralement impropres à la reproduction à cause surtout de la petitesse de la verge et de la non érection des corps caverneux, qui ne permettent pas l'intromission, et quand le coït a lieu, le sperme se perd sur les parois du vagin, quand il ne tombe pas tout entier dehors. Néanmoins, si le sperme de ces sujets est normal, l'infécondité n'est pas absolue.

Dans l'hypospadias, la fécondité ne doit pas surprendre quand on réfléchit qu'il a suffi parfois de déposer le sperme à l'entrée du vagin pour déterminer l'imprégnation.

DE LA STÉRILITE CHEZ LA FEMME

DE LA STÉRILITE CHEZ LA FEMME

IX

LA STÉRILITÉ CHEZ LA FEMME
SES CAUSES

Un cas historique. — Grossesses malgré l'hymen. — Hymen résistant. — Longueur excessive du clitoris. — Clitoris osseux. — Malformation du vagin. — Exemples. — Malformation du col de l'utérus. — Atrophie utérine. — Déviations.

Les causes de stérilité chez la femme sont plus nombreuses que chez l'homme; elles tiennent :

1° A des causes de vices de conformation ;

2° A des causes fonctionnelles ;

3° A des causes générales.

Dans les causes de vices de conformation nous mentionnerons tout d'abord l'opi-
nion des anciens. En 1779, Suë disait :
« Dans le dernier siècle on pensoit encore qu'une femme pouvoit concevoir et
accoucher sans avoir de commerce avec un
homme, en voici une preuve aussi simple
que décisive : — C'est un arrêt du parlement de Grenoble du 13 janvier 1637,
rendu en faveur de la dame d'Aiguemerre,
sur la naissance d'un sien fils, arrivée
quatre ans après l'absence de son mari et
sans avoir eu connaissance d'aucun homme,
soutenant ladite dame qu'encore que véritablement le sieur d'Aiguemerre son mari
n'eût été de retour d'Allemagne et ne l'ait
vue ni connue depuis quatre ans; néanmoins la vérité est telle que, s'étant imaginée
en songe la personne et l'attouchement
dudit sieur d'Aiguemerre, elle reçut les

mêmes sentiments de conception et de grossesse qu'elle eût pu recevoir en sa présence. Vu ladite cour les attestations, avis et raisons de plusieurs médecins de Montpellier, sur la possibilité et la réalité du fait que dessus, informations faites à la requête du procureur général, tout considéré, la cour ordonne que l'enfant mort dont il est question sera légitime et vrai héritier du sieur d'Aiguemerre; condamne les sieurs Forge et Bouglemont, appelants et demandeurs, à tenir ladite dame pour femme de bien et d'honneur, dont ils lui donneront acte après signification de l'arrêt. N'est-ce pas là, observe *Troussel* qui rapporte ce fait singulier dans ses *Éléments de Droits*, une pièce curieuse qui méritoit d'estre tirée de l'oubli? On supposoit que la nuit du songe de la dame d'Aiguemerre étoit une nuit d'été, que sa fenêtre étoit ouverte, son lit exposé au couchant, sa couverture en désordre, et que le zéphir au sud-ouest, dûment imprégné des molécules organiques d'insectes humains, d'ambryons flottants l'avoit fécondée. — De telles réserves ne feroient pas aujourd'hui fortune, et si une femme, devenue grosse en l'absence de son mari, ne proposait pas d'autre cause de la grossesse que les exhalations aériennes, elle courroit grand risque de n'être pas écoutée et d'être condamnée sans autre forme de procès. »

Le coït est donc aujourd'hui regardé comme nécessaire à la fécondation et il faut, pour que cette dernière se produise, que l'éjaculation ait lieu au voisinage du col de la matrice. Toutefois, cette dernière condition n'est pas indispensable, témoin le cas cité par Moriceau.

« Le 30 mars 1690, j'ai vu une jeune

femme, mariée seulement depuis deux mois
et demi, qui était grosse depuis ce temps-là,
ainsi qu'il me parut par plusieurs signes
qui la faisaient manifestement connaître,
quoique son hymen ou clôture vaginale ne
fut ouvert que d'un simple petit trou pro-
portionné à la grosseur d'un tuyau de
plume à écrire, à travers laquelle ouverture
cette femme avait conçu, sans aucune introduction de membre viril. Sa sage-femme
était présente lorsque je l'examinai, n'ayant
pas pu, faute de capacité suffisante, reconnaître cette disposition, avait dit à son mari
qu'elle n'aurait jamais d'enfants, dont je la
désabusai, en l'assurant que sa femme était
véritablement grosse, de quoi je le persua-
dai facilement en lui faisant entendre qu'il
suffisait, pour la conception, que la semence
eut été déchargée au droit du petit trou de
l'hymen, quoiqu'il n'y eut aucune introduc-

tion du membre viril, et qu'au reste il était facile d'ouvrir la clôture virginale de sa femme par l'incision de la simple membrane qui en fermait l'entrée, afin qu'il pût ensuite accomplir plus facilement l'action du coït avec elle. »

Le D' Arnaud, en 1715, rapporte : « *Une remarque curieuse d'une femme grosse prête d'accoucher qu'on prétendoit avoir encore son pucelage.* »

La fécondation est donc possible avec un hymen intact et dont l'orifice est trop étroit pour permettre l'introduction de la verge.

Les cas d'hymen résistant ne sont pas rares, en voici un exemple cité par Ouvard :

« Madame X..., habitant un port de mer de l'ouest, âgée de 34 ans, vient me consulter en 1891, après dix ans de mariage, parce qu'elle n'avait pas d'enfants. Le mari l'accompagnait, d'un tempérament parfaitement froid, m'avoua qu'après plusieurs tentatives infructueuses de coït, il avait à peu près renoncé aux relations conjugales; cette abstinence d'ailleurs, le privait peu, n'ayant jamais été très porté vers les plaisirs sexuels. Mais la femme avait l'instinct de la maternité développé, l'absence d'enfants la rendait triste, et c'est elle qui avait désiré consulter pour voir s'il n'y aurait pas un remède à cette infécondité.

A l'examen, on trouvait une vulve normale, mais un hymen fibreux, résistant, et permettant à peine l'entrée de l'index jusqu'à la deuxième phalange. Par le toucher rectal, les organes génitaux profonds paraissaient normaux, les règles étaient d'ailleurs régulières et la conformation de la femme ne révélait aucune anomalie sexuelle. Je proposais une intervention opératoire qui fut acceptée.

Les suites furent normales, au bout de 8 jours la patiente se levait et après 15 jours elle regagnait son domicile. Elle devint enceinte peu de temps après. »

L'hermaphrodisme apparent peut être une cause de stérilité. (Voir *Hermaphrodisme*).

La longueur excessive du clitoris, soit par vice de conformation, comme les lascives négresses d'Arada, soit par l'abus de la masturbation, a fait croire pendant longtemps à l'existence fréquente des hermaphrodites. Cet organe, s'il n'est pas calleux, ne s'oppose point à la génération.

« On a vu, à Venise, une fille publique dont le clitoris était osseux. Elle était répudiée par les hommes à cause des douleurs qu'elle leur faisait éprouver. »

Les malformations du vagin consistent soit en communications anormales, soit en excès de longueur ou de brièveté, soit en brides ou cicatrices et en duplicité. Il y a des imperforations de l'anus et abouchement du rectum dans le vagin.

Gibert nous donne un exemple : « Une femme de 48 ans vint me consulter pour une diarrhée que rien ne pouvait arrêter. Cette diarrhée me parut suspecte, et je voulus faire l'exploration du rectum sous les vêtements. Impossible de trouver l'anus. Un peu confus de ma maladresse, je demandai à la malade de pratiquer le toucher de visu. Quelle ne fut pas ma surprise de ne trouver aucun orifice anal. Les plis de l'anus existaient, mais, en les écartant, je tombai dans un infendibulum sans ouverture profonde.

Je fis part de ma découverte à la malade, qui me répondit qu'elle ignorait totalement cette particularité. J'examinai alors le vagin et, dans sa paroi postérieure, à deux ou trois centimètres de l'orifice vulvaire, j'aperçus une espèce de valvule un peu saillante sous laquelle il me fut impossible d'introduire le doigt. Autour de l'orifice anormal, pas de faisceaux musculaires; de sorte que je ne comprenais pas comment cette femme pouvait retenir ses matières. Elle me dit avoir bien remarqué qu'autrefois ses selles étaient assez plates et rubanées, mais elle n'avait jamais eu de difficultés à aller à la selle. Ni elle, ni son mari, ni son accoucheur, qui l'aida trois fois à mettre au monde ses enfants, ne s'étaient aperçus de ce singulier vice de conformation. »

Les matières fécales, dans leur passage par le vagin, n'avaient donc pas été un obstacle à la fécondation !

Le cas contraire peut se présenter, c'est-à-dire que le vagin s'ouvre dans le rectum.

Roubaud a dit à ce sujet : « Louis raconte qu'une jeune fille, chez laquelle il n'existait aucune trace des parties externes de la génération, était réglée par l'anus. Son amant lui arracha l'aveu de ce vice de conformation, et, dans ses transports amoureux, il la supplia de s'unir à lui par la seule voie qui lui restait; elle y consentit, devint enceinte, et accoucha à terme par l'anus, d'un enfant bien constitué.

Comme conséquence de cette observation, le docteur Louis demanda aux casuistes si une femme privée de vulve était oui ou non en droit de chercher dans l'anus la voie de la propagation. Les théologiens s'émurent, des cris de réprobation s'élevèrent contre le célèbre chirurgien, qui ne tarda pas à avoir contre lui le Parlement et la Sorbonne. Il fut interdit.

Dans les excès de longueur et de briè-

veté du vagin, si l'organe de la femme est trop allongé et que le mari ait le pénis de petite dimension, le sperme, au moment de l'éjaculation, ne peut être porté suffisamment loin, et bien que la fécondation soit possible, souvent elle n'aura pas lieu.

Les brides et cicatrices vaginales. Le cas suivant, observé par Ambroise Paré, sera suffisant pour faire comprendre ce genre de stérilité :

« Un orfèvre, dit-il, demeurant à Paris, sur le Pont-au-Change, épousa une fille et, parce que l'amour est pour l'ordinaire violent dans les premières approches, ils se pressèrent si forts l'un l'autre, qu'ils commencèrent tous deux à se plaindre, l'un de ce que sa femme n'était point ouverte, l'autre de ce que les caresses de son mari lui causaient des douleurs effroyables. Ils communiquèrent leurs désordes à leurs parents, qui, agissant en cela avec prudence, firent appeler en la chambre des mariés, Jérôme de la Noue et le savant Simon Pierre, docteurs en médecine, avec Louis Hubert et François de la Seurie, chirurgiens. Tous d'une commune voix tombèrent d'accord qu'il y avait une membrane au milieu du conduit de la pudeur et ils en furent d'autant plus persuadés qu'ils la trouvèrent dure et calleuse, avec un petit trou au milieu, par lequel les règles avaient accoutumé de couler et par lequel aussi était entrée la matière qui avait donné lieu à la grossesse de cette femme, car 6 mois après qu'elle eut été coupée, elle fit un bel enfant à son mari, qui se réconcilia ensuite avec sa femme. »

D'autres fois, ces brides qui voilent complètement le col, empêchent toute pénétration du liquide fécondant.

La duplicité vaginale peut être une cause de stérilité, soit en entravant le coït, soit en mettant obstacle à la pénétration du sperme.

Le coït se trouve entravé quand les deux vagins sont d'un trop petit calibre pour admettre le pénis ; l'union sexuelle est alors impossible, et, même si la pénétration peut avoir lieu, il se produit souvent une douleur excessive, car, dans ce cas, la cloison des deux organes se trouve commencer vers le milieu du vagin, le pénis pénètre jusque là facilement, mais ne peut aller plus loin.

La vaginite blennorrhagique peut occasionner la stérilité lorsque, passée à l'état chronique, elle a acquis un état d'acidité au milieu duquel les spermatozoïdes ne peuvent pas vivre.

Certains soins d'hygiène sont, à l'insu de la femme, des causes de son infécondité. Les injections vaginales sont banales dans la toilette féminine. Or, ces injections sont généralement acides par le médicament employé (acide borique, acide phénique, acide thymique, etc.) et augmentent l'acidité vaginale, par conséquent elles nuisent à la vitalité des spermatozoïdes. Comme aussi lorsque ces injections, prises quelques instants avant le coït, il peut aisément rester dans le vagin une certaine quantité du liquide injecté, qui, se mêlant au sperme éjaculé, le rendra infécond pour la même raison.

Les cas de stérilité occasionnés par les malformations de la matrice sont très nombreux. On compte les déformations du col, l'atrophie utérine, la métrite, les déviations, les excès de mobilité, les polypes, les

fibromes, les tumeurs, les écoulements uté-
rins.

Les décrire tous nous entraînerait trop
loin et nécesiterait des indications anatomi-
ques qui ne peuvent être comprises que des
gens de métier. Aussi nous nous borne-
rons à en indiquer quelques-uns.

La *mauvaise conformation du col utérin* est une cause de stérilité, la preuve c'est
qu'en y remédiant, on permet à la femme
de concevoir. Le col, par sa partie termi-
nale, fait saillie dans le vagin, de telle sorte
qu'il est entouré par un cul-de-sac vaginal
circulaire. La saillie est sphérique ou légè-
rement conique ; l'orifice externe se trouve
au sommet de la sphère, il est arrondi,
petit et rond chez la femme qui n'a pas eu
d'enfant, transversalement allongé chez celle
qui a enfanté. Parfois le *col est recourbé,*

c'est qu'alors il est plus long qu'à l'état normal et se recourbe en portemanteau. L'orifice externe, caché dans un des culs-de-sac, se dérobe à l'accès des spermatozoïdes, de telle sorte que la fécondation ne peut se produire.

Le col présente quelquefois cette anomalie, qu'une des lèvres de son ouverture étant plus allongée que l'autre, se recourbe sur celle-ci, c'est ce qu'on nomme le *chevauchement des lèvres*, ce qui gêne la pénétration des spermatozoïdes.

La matrice doit normalement peser 400 grammes environ et mesurer dans sa cavité 5 centimètres 1/2, si elle présente des dimensions inférieures à celles-ci, elle peut être considérée comme atrophie. L'*atrophie utérine* peut être d'origine congénitale, l'arrêt du développement ayant lieu soit dans le jeune âge, soit plus tard, tous les organes de la femme se développent, sauf son utérus.

Les déviations utérines se caractérisent soit par *flexions*, c'est-à-dire par soudure du corps de l'organe sur le col, de telle sorte que le conduit se trouve obstrué ; soit par *version*, le canal utérin est alors largement perméable de l'orifice externe au fond de l'organe, mais la déviation de l'utérus est de telle sorte que l'orifice externe se trouve dévié de sa position normale, dirigé soit en avant, soit en arrière, soit latéralement, et les spermatozoïdes arrivent difficilement jusqu'à lui.

Dans le *prolapsus*, où il y a abaissement de l'utérus, il y a souvent complication de version ou de flexion, c'est le coït même qui se trouve entravé par suite du retournement partiel ou total du vagin, toutefois, cet obstacle à la fécondation qui, au premier abord, paraît devoir être très marqué, l'est beaucoup moins en réalité, le pénis, par son action mécanique, remettant momentanément l'organe en place pendant l'union sexuelle.

X

STÉRILITÉ DÉFINITIVE ET CAUSES FONCTIONNELLES

Familles à héritières. — Erreurs de coït. — Curieux
exemples.

Il s'agit ici de femmes qui, après leur
premier accouchement, sont restées absolument bien portantes, dont le mari n'a également subi aucune atteinte et qui néanmoins restent infécondes.

Ouvard dit que : « fait assez particulier,
cette stérilité partielle semble héréditaire,
c'est ainsi qu'une mère, fille unique, n'aura
qu'une fille, laquelle ne procréera également
qu'un seul enfant, ce sont des *familles à*

héritières, ainsi qu'on les appelle en Angleterre ; toute la fortune s'accumulant sur l'unique enfant qu'a produit le mariage.

Il arrive souvent qu'au bout de deux ou trois générations, cette stérilité partielle devient totale, de telle sorte que la fille unique mariée à son tour reste complètement stérile ; la stérilité a fait des progrès en suivant les diverses générations et aboutit ainsi à l'extinction de cette race. »

Sous le nom de causes fonctionnelles de stérilité, on désigne celles qui englobent les anomalies de l'union sexuelle : *Erreurs de coït. Impuissance féminine. Aberrations génésiques.*

Voici un cas fort curieux observé par Fletcher : « Le pénis du mari s'était introduit dans l'urèthre, qui était si large qu'il put admettre facilement deux doigts du chirurgien ».

« En écartant les lèvres et en examinant avec soin, on trouvait l'orifice du vagin situé plus haut qu'à l'ordinaire ; le vestibule était complètement fermé depuis la commissure inférieure jusqu'à l'orifice qui, à première vue, semblait être celui du vagin, mais qui en réalité était l'orifice de l'urèthre énormément dilaté. »

Dans ce cas relativement rare, la verge ne pouvant pénétrer dans le vagin à cause de l'obstacle constitué par un hymen trop résistant ou par toute autre cause, dilate petit à petit, un peu plus à chaque tentative de coït, l'urèthre et finit par y pénétrer.

D'autres fois le pénis, trouvant la porte vulvaire innaccessible, s'égare en arrière et pénètre dans l'anus.

Cette erreur involontaire peut paraître tellement grossière que l'esprit se refuse à y croire ; voici une observation typique à ce sujet, rapportée par Ouvard :

« En mars 1893, je vis à ma consultation une jeune femme, mariée depuis six mois, et comme elle était incommodée de pertes blanches, elle profitait d'un court séjour à Paris pour venir demander à un spécialiste conseil à ce sujet.

Après avoir posé quelques questions, je demandais à pratiquer l'examen. La femme placée sur un meuble à examen, j'essayai avec l'index de pratiquer le toucher vaginal, mais il me fut impossible de pénétrer ; examinant alors la vulve avec attention, je m'aperçus que l'hymen était intact. Cette constatation ne laissa pas que de m'étonner, étant donné que la jeune femme était mariée depuis six mois, et le mari ne m'avait nullement parlé de difficultés dans le coït.

Avant de poser des questions à la femme,

je préférais causer avec le mari, et l'entraînant dans la pièce voisine pendant que la femme restait étendue, je lui demandai si le coït se faisait normalement; sur sa réponse affirmative, je réitérai ma question, il s'étonna de ma persistance et me répondit que tout se passait normalement.

Je revins vers la femme, laissant le mari seul, pour pouvoir plus librement causer avec elle, et l'interrogeant à son tour, je lui demandai si ses relations conjugales s'accomplissaient sans douleur. Oui, me répondit-elle. Examinant alors l'anus, je vis qu'il était d'apparence infudibuliforme, séparé de la vulve par un périnée peu large, j'introduisis le doigt dans sa cavité et pénétrai sans difficulté et sans que la femme témoigne des sensations désagréables que causent habituellement ces explorations.

Soupçonnant alors l'erreur, je demandais

à la patiente si, dans les rapports conjugaux, ce n'était pas où se trouvait mon doigt que pénétrait le mari ; très naturellement elle me répondit affirmativement, comme s'il s'agissait d'une chose normale, qui ne pouvait pas se passer autrement.

Ce point était donc éclairci, inconsciemment le coït avait lieu depuis le début du mariage par le rectum, la femme était encore vierge et n'avait eu aucun trouble dans la menstruation. Je priais alors la femme d'attendre un instant, et prenant de nouveau le mari à part, je lui expliquais le résultat de mon exploration, dont il fut extrêmement étonné, et le ramenant auprès de sa femme, je lui montrai l'orifice par lequel il devait normalement pénétrer. Quant aux pertes blanches, elles provenaient d'un peu de leucarrhée vaginale sans importance.

Cinq mois après, je revis le mari, m'annonçant qu'il avait profité de mes conseils et que sa femme commençait vraisemblablement une grossesse, au sujet de laquelle il venait me consulter.

Ces erreurs de lieu ne se produisent pas seulement dans l'espèce humaine : dans les annales vétérinaires on trouve ceci :

« Presque toutes les années, nous avons à constater après le coït des juments atteintes de coliques toutes mortelles, produites par l'erreur du lieu ; l'entier en érection monte la jument et déchire les parois de cet organe. »

Ces cas sont nécessairement stériles, mais il suffit d'instruire le mari de son erreur, de le remettre dans le droit chemin pour lever cette cause d'infécondité.

FIN

TABLE ANALYTIQUE

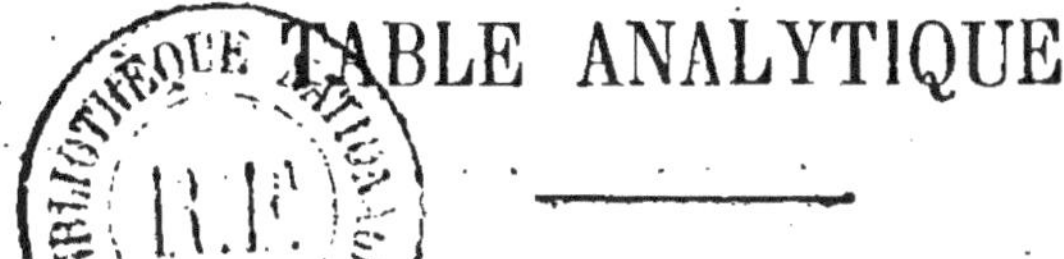

Impuissance chez l'homme

NOUVELLE LIBRAIRIE MÉDICALE

39, rue de Trévise, à Paris

Collection à 1 franc le volume

N° 5

LA PÉDÉRASTIE

La prostitution pédéraste, le chantage, exemples.
Les mœurs des pédérastes, caractères extérieurs. —
Pédérastes actifs et passifs. — Observations médico-
légales. — Les signes de la pédérastie. — Déformations de l'anus et de la verge. — Les uranistes dans
la société. — Leur caractère morbide. — Perversion
et perversité — Le dégoût de la femme. — Les inver-
tis-nés et les invertis occasionnels. — Les causes.

N° 6

L'AMOUR ET L'ACCOUPLEMENT

Les organes génitaux de l'homme et de la femme,
leur description et leurs fonctions. — Le sperme.
— Les ovaires et l'ovulation. — La puberté et la nu
bilité. — Le mécanisme du coït. — La volupté. —
L'appétit vénérien. — Modes divers d'accouplement.
— La recherche de la volupté. — L'orgasne vénérien.
L'éjaculation.

NOUVELLE LIBRAIRIE MÉDICALE

39, *rue de Trévise, à Paris*

Collection à 1 franc le volume

N° 7

LA PROCRÉATION

Le mécanisme de la fécondation, rencontre du sperme et de l'ovule, leur fusion, le germe, historique de la question. — Théories anciennes. — Moment propice à la fécondation. — La grossesse, signes certains ou incertains. — Début, progression. — Indication des sexes. — L'accouchement, les douleurs. — Description et terminaison. — L'accouchement chez tous les peuples, postures et pratiques. — Les jumeaux. — Comment se forment les monstres. — Les envies, ce qu'elles sont. — Nains et géants. — Cas d'enfants extraordinaires.

N° 8

LA MENSTRUATION

La matrice et les ovaires, apparition des règles, causes des règles, l'ovule et l'ovulation, chute de l'ovule, congestion des organes, durée des règles, complications. — L'âge critique, son début, son caractère. — Accidents et maladies. — Influence de l'âge critique sur l'économie générale.

N° 9

Impuissance et Stérilité

L'impuissance chez l'homme, par défauts de désirs, par dégoût, par défaut d'érection complète, par défaut de conformation. — Stérilité par défaut d'éjaculation, par absence de sparmatozoïdes. — Impuissance chez la femme par vaginisme, par vice de conformation. — Stérilité occasionnelle et momentanée, absence de règles par maladies.

N° 10

L'HERMAPHRODISME

Définition et variétés. — Historique. — Les neufs sortes d'hermaphrodisme. — Malformation masculine et féminine. — Exemples. — Formation des hermaphrodites. — Les hermaphrodites devant la loi. — Mariage. — Erreur de personne. — L'état-civil des hermaphrodites. — Erreur de déclaration. — Les cas célèbres. — L'appétit sexuel chez les hermaphrodites. — L'infantilisme. — Arrêt de développement. — Le féminisme. — L'homme-femme. — La femme-homme. — Les Gynécomastes ou hommes à mamelle avec sécrétion lactée. — Types de Gynécomastes. — Arrêt du développement des testicules. — Exemples.

NOUVELLE LIBRAIRIE MÉDICALE
39, *rue de Trévise, à Paris*

Collection à 1 franc le volume

N° 13

L'HYSTÉRIE

Son histoire. — Les hommes hystériques. — Caractère de l'hystérie, sa fréquence et ses causes. — Ses degrés. — Ses accès, débuts et durée. — Observations. — La folie hystérique, définition et caractère. — La Salpétrière. — Cas célèbres.

N° 14

L'Hypnotisme

Son histoire. — Les magnétiseurs. — Le somnambulisme. — Les hystériques et l'hypnotisme. — Sujets hypnotisables. — Procédés employés pour produire la léthargie, la catalepsie et la contracture. — Curieux exemples de ces divers états. — La suggestion, l'hypnotisé assassin, son réveil. — Oubli complet de l'acte. — Obéissance passive. — L'hallucination. — Curieuses observations.

NOUVELLE LIBRAIRIE MÉDICALE

39, *rue de Trévise, à Paris*

Collection à 1 franc le volume

N° 15

La Folie Érotique

L'Erotomanie. — Définition. — Fièvre érotique.—
Manie. — Extase amoureuse et ravissement. —
L'érotomanie chez les anciens. — Ses causes. —
Le satyriasis. — Excitations morbides. — Effets des
cantharides. — La nymphomanie. — Causes. —
Ses degrés. — Manie furieuse. — Insensibilité. —
Scènes obcènes. — Amour charnel d'une mère pour
son fils. — Manie mystique. — Exemples remarqua-
bles. — Priapisme. — Erections incoercibles, causes
et effets. — Folie érotique périodique. — Exemple
d'exaltation sexuelle. — Démence sénile. — Excès
vénériens. — Chronicité des maladies nées des abus.
— Pertes séminales. — Troubles singuliers à la
suite de coït. — Ivresse érotique. — Influence sur
les sentiments.

N° 16

LA PROSTITUTION

Précis historique. — Les 22 classes de courtisanes
de la Grèce, la débauche romaine. — La prostitution
au moyen-âge. — Les maquerelles. — Les filles au
Châtelet. — Exactions de la police. — La prostitution
moderne. — Les instructions de la police. — Cartes
des filles. — Leurs obligations et leurs défenses. —
La prostitution clandestine. — Types et procédés de
ces filles. — La retape. — Les maisons de passes et
de rendez-vous. — Le rôle de l'homme. — Le recru-
tement des filles de joie. — Le proxénétisme. —
Courtage. — Les causes de prostitution. — Caractères des filles de joie. — Obstacles à leur libération.
— Sentiments religieux et charité. — La maternité.
— Etrange pudeur. — Les souffrances.

N° 17

HYGIÈNE ET RÉGÉNÉRATION

Les forces sexuelles de l'homme, leur conservation par l'hygiène. — La sécurité en amour, moyens d'y pourvoir. — Les forces affaiblies rendues sans dangers. — L'hygiène de la femme amoureuse. — Beauté du corps, conservation des seins, leur blancheur et leur fermeté; tonicité des organes génitaux. — Recettes et procédés.

N° 18

L'AVORTEMENT

Avortement naturel spontané. — Les causes acquises ou héréditaires. — Avortement accidentel. — Causes, émotions morales. — Maladies. — Ébranlements physiques. — Avortement provoqué. — Médecine légale. — Fait matériel. — Intention. — Conséquences. — Preuves. — Le produit de la conception. — Simulation. — Manœuvres abortives. — Coups, chûtes, tamponnements. — Drogues.

Offenstadt et Cie, 89, rue de Trévise, Paris

parition de la vérole; Résultat néfaste de la débauche sur les grands.

V. LA VOLUPTÉ DANS SES RÉSULTATS SUR LA SANTÉ ET LA VIE HUMAINE. — La lâcheté et la férocité engendrée par la volupté; Effets des abus voluptueux sur la fécondité; Le sperme stimulant de l'économie générale; La femme plus voluptueuse que l'homme.

VI. CHASTETÉ ET CONTINENCE. — Impuissance temporaire; La chasteté absolue; Le célibat contraire à la femme; L'abus des fonctions génitales et l'intelligence; L'érection rebelle à la volonté.

VII. RAPPORTS DES SENS AVEC LES ORGANES GÉNITAUX. — Le toucher, influence des caresses; L'odorat, effets voluptueux des parfums et de certaines excrétions; Le goût, Les baisers; Aberrations singulières de ce sens.

IX. LA VOLUPTÉ ET LA PUDEUR. — La pudeur sert de frein à la violence; Fragilité de la pudeur; La pudeur excite la volupté et la prépare; Dispositions nécessaires à la conservation de l'espèce.

XII. LA FÉCONDATION ET LA VOLUPTÉ. — Les cinq groupes des actes de la génération; La volupté n'est pas nécessaire chez la femme.

XIII. AFFECTIONS MORALES : PEINES D'AMOUR. — La jalousie chez l'homme et chez la femme; Jalousie intéressée; Nymphomanie et crotomanie consécutives à la jalousie; Exemple d'érotomanie; Érotomanie mystique; La monomanie du suicide; Observation médicale.

XIV. AMOUR ET VOLUPTÉ DANS LES TEMPÉRAMENTS; INFLUENCES. — L'homme sanguin; Le bilieux; Le mélancolique; Le lymphatique; La femme lymphatique sanguine; La blonde et la brune; Variétés dans les types; Influence de l'alimentation; Influences climatériques; Les citadins et les paysans.

XV. AMOUR IDÉAL, AMOUR MATÉRIEL. — L'amour dans les passions; L'amour dans la vie sociale et l'amour purement physique.

Franco contre mandat-poste de 4 francs

LE CHICHI

ALBUM GRAND FORMAT

Orné de 75 illustrations
suggestives
obtenues par
la Photographie
d'après nature

PRIX : **1** FRANC

OFFENSTADT et Cie

39, RUE DE TRÉVISE, 39

PARIS

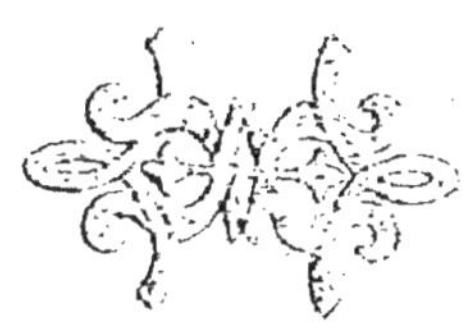

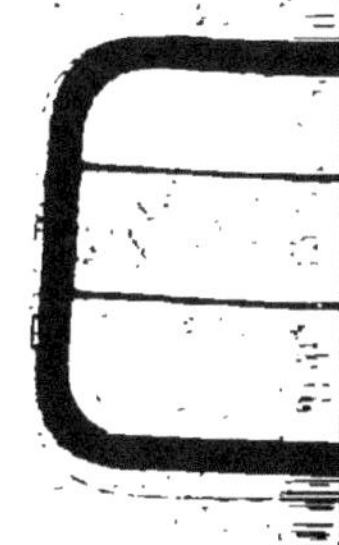